REMARQUES

SUR LE

TRAITEMENT CHIRURGICAL

DE QUELQUES ANÉVRYSMES,

PAR LE Dᵣ Lˢ DUMÉNIL,

Professeur adjoint de clinique externe à l'Ecole de Médecine de Rouen, Médecin adjoint
des hôpitaux, ancien Interne Lauréat des hôpitaux de Paris, etc.

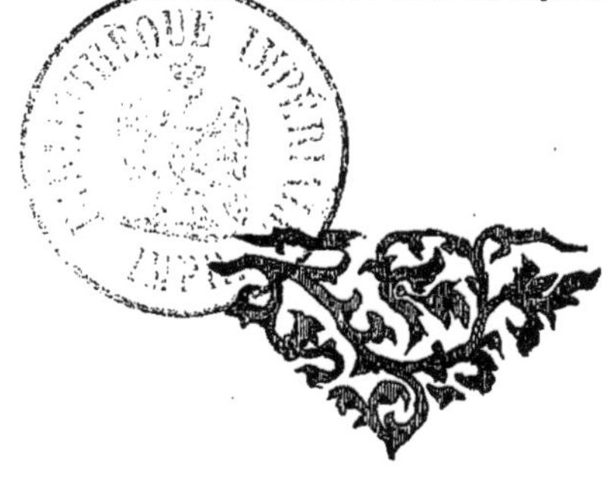

ROUEN,

IMPRIMERIE DE HENRY BOISSEL,
Rue de la Vicomté, 55.

—

1865.

REMARQUES

TRAITEMENT CHIRURGICAL

DE QUELQUES ANÉVRYSMES.

Lorsqu'une innovation heureuse patronnée par un homme de talent, apparaît de nos jours dans le traitement des maladies du ressort de la médecine ou de la chirurgie, on est certain de la voir se développer rapidement, et souvent même elle détourne pour un temps l'attention des moyens employés précédemment, jusqu'à ce que la réunion de matériaux suffisants permettent d'apprécier dans toute sa réalité le progrès accompli. Quelquefois alors on voit qu'on avait été trop loin, et tout en assurant le terrain gagné, on se met en garde contre les exagérations plus propres à compromettre les meilleures causes qu'à les servir. Ce que nous disons ici d'une manière générale peut s'appliquer à la méthode de la compression indirecte dans le traitement des anévrysmes.

Cette partie importante de la chirurgie a fait depuis un siècle et demi des progrès remarquables. La ligature suivant la méthode d'Anel, modifiée par le procédé de Hunter, a été la réalisation la plus féconde de ce progrès ; tous les chirurgiens de la fin du xviiie siècle et de la première moitié du nôtre, à peu d'exceptions près, l'adoptèrent presque exclusivement. La compression médiate de l'artère au-dessus de l'anévrysme, qui depuis dix ans tend de plus en plus à se substituer à la ligature, simplifie le traitement en le mettant à la portée de tous les praticiens, et en soustrayant les malades aux dangers des opérations sanglantes. Enfin, la possibilité maintenant bien démontrée de guérir certains anévrysmes par la simple flexion du membre ajoute encore à la compression une ressource des plus précieuses.

Il serait peut-être difficile de trouver dans l'histoire de la science plusieurs exemples d'une révolution aussi complète que celle que l'étude de la compression artérielle indirecte a opérée dans la pratique chirurgicale dans ces dernières années. Recourir d'emblée à la ligature d'une artère pour guérir un anévrysme était, il y a quinze ans, le parti le plus raisonnable et presque le seul admis par les hommes dont l'enseignement et la pratique faisaient loi; or, aujourd'hui procéder ainsi serait, au dire de quelques chirurgiens, *agir contre les principes de l'humanité et de la science.*

Un cas pour lequel j'ai eu à discuter l'opportunité de la ligature m'a fourni l'occasion de chercher à me faire sur cette grave question une opinion personnelle, et ce sont les réflexions qu'il m'a suggérées que je consignerai ici, après avoir rapporté cette observation intéressante à plus d'un titre.

Je fus appelé le 14 mai 1865, par mon regretté confrère et ami le Dʳ Aroux, de Fauville, pour voir un homme d'une vingtaine d'années atteint d'anévrysme poplité développé dans des circonstances assez remarquables.

Le malade chétif et difforme, vivant d'aumônes eut, on ne sait trop comment, mais vraisemblablement en état d'ivresse, le fémur gauche fracturé à son quart inférieur. Il resta presque abandonné dans une étable pendant une quinzaine de jours. Le médecin qui fut alors appelé à le voir constata une fracture en voie de consolidation. La guérison s'effectua sans accidents, et au bout de six semaines le malade put commencer à marcher.

Un jour qu'il était occupé à sarcler il sentit, en se relevant de la position accroupie où il était, un craquement dans le jarret, accompagné de douleur. A partir de ce moment, il se développa dans cette région une tumeur qui augmenta rapidement. Cet accident remontait à trois semaines lorsque je le vis le 14 mai.

Le fémur était considérablement tuméfié dans son tiers inférieur ; cette tuméfaction diffuse, mal limitée, ne permettait pas d'apprécier le déplacement que l'os pouvait avoir éprouvé, mais je crus reconnaître cependant que le fragment inférieur avait du être porté en arrière ; du reste, il n'y avait pas de raccourcissement du membre. Le gonflement de l'os était indolent.

Le creux poplité était rempli par une tumeur dont le volume égalait au moins les deux poings. On y voyait à l'œil des mouvements d'expansion qui ne laissaient aucun doute sur la nature de la maladie. La main percevait des battements très forts accompagnés de frémissement et d'un souffle des plus marqués. La tumeur n'était que très incomplètement réductible. Sur le point le plus saillant, la peau était luisante et com-

mençait à présenter une teinte rouge. La jambe était légère-
ment œdématiée et engourdie. Les battements de l'artère
pédieuse se sentaient assez faiblement.

Quoique le sujet fût atteint de scoliose très prononcée, son
état général était cependant satisfaisant, son moral était bon
et il se mettait complètement à notre disposition. Il n'y avait
aucune complication du côté du cœur ni des organes respira-
toires. Le malade était le premier occupant d'un hospice situé
dans d'admirables conditions de salubrité, mais où il y avait à
peine un commencement d'organisation.

Après en avoir mûrement délibéré avec les confrères qui
m'accompagnaient, nous prîmes parti pour la ligature ; nous
dirons plus tard ce qui détermina notre choix. L'artère fut
liée au-dessus du canal des adducteurs, sous le muscle cou-
turier. L'opération ne présenta rien de particulier, la veine et
le nerf saphène furent écartés avec soin et n'eurent à souffrir
aucune contusion ni aucun tiraillement. La plaie fut réunie
par une suture entortillée, le membre placé dans la demi-
flexion sur le côté externe, la jambe entourée de draps chauffés.
Les pulsations cessèrent dans la tumeur aussitôt après la ligature, mais la poche ne perdit qu'une faible partie de ses
dimensions.

Le Dr Aroux, qui voulut bien se charger de suivre le malade,
me communiqua les notes suivantes sur la marche des choses :

Le 14 au soir, jour de l'opération, douleurs vives dans
l'aine ; pouls à 85.

15. — Ventre douloureux, vomissements. L'extrémité du
pied du côté opéré est un peu refroidie, mais le reste du membre
conserve la température à peu près normale. Il n'y a pas de
changements dans la tumeur. On n'y sent pas de pulsations. —
Potion de Rivière, fomentations d'huile camphrée.

16. — La douleur du ventre est considérablement diminuée ;
la sensibilité de l'aine et les vomissements ont complètement
disparu. Le membre est revenu à sa température normale.

Pouls à 80 ; moral bon ; une selle. — Bouillons maigres.

17. — Même état.

18. — Léger œdème de la jambe. Le gros orteil et la partie interne du pied sont faiblement cyanosés. Etat satisfaisant.

19. — L'œdème n'augmente pas. La tumeur paraît moins volumineuse et offre un noyau plus résistant ; elle ne présente pas de pulsations. La température du membre est normale. La plaie est en voie de cicatrisation. — Bouillon de bœuf.

20. — Rien de particulier.

23. — Hémorrhagie modérée par la plaie, on s'en rend facilement maître par un tampönnement avec de la charpie imbibée de perchlorure de fer. Potion au perchlorure de fer, limonade sulfurique.

24. — Le membre conserve sa chaleur ; pouls faible, quelques frissons le soir ; deux potages.

26. — La plaie est cicatrisée dans sa moitié supérieure, couverte d'une petite quantité de pus sanguinolent, un petit abcès existe à sa partie inférieure. La ligature tombe ; on enlève les épingles et les fils de la suture.

La tumeur est diminuée de moitié, sans pulsations, indolente, ferme. L'œdème de la jambe est presque nul. Le membre a sa température normale, et ne présente plus de cyanose. Pas de frissons., appétit et sommeil bons ; — on augmente l'alimentation.

La guérison s'opéra sans aucun accident autre que l'hémorrhagie dont nous avons parlé.

Une note reçue le 23 juin m'annonçait que la tumeur était disparue, la plaie guérie, et que le malade se levait pour la première fois.

La guérison ne se démentit pas. J'ai pu constater moi-même, à deux reprises différentes, la disparition complète de l'anévrysme. A peine trouve-t-on dans le creux poplité un léger empâtement à la place qu'il occupait. Le membre a repris complètement ses fonctions.

Je ne cherche pas à prouver par la réussite que le parti auquel je me suis arrêté était le meilleur. Les opérations les plus formellement contre-indiquées peuvent réussir accidendellement, et, en chirurgie comme ailleurs, le succès ne justifie pas toujours les moyens. Après la guérison du malade, comme avant l'opération, je me suis demandé si les principes de la science et de l'humanité m'avaient autorisé à recourir d'emblée à une des opérations les plus graves de la chirurgie, si l'on ne devait pas d'abord tenter la compression indirecte qui a donné, dans ces derniers temps, les résultats les plus brillants et qui, incontestablement, expose moins la vie des malades que la ligature.

La compression indirecte a surtout été bien étudiée par M. Broca, et c'est à lui qu'elle doit d'avoir pris cette prépondérance sur la ligature qu'elle a aujourd'hui dans le traitement des anévrysmes. Son livre est fait surtout au point de vue de la comparaison de la ligature et de la compression ; la préoccupation principale de l'auteur est de faire ressortir les dangers de l'une et de les mettre en opposition avec l'innocuité de l'autre.

M. Broca a incontestablement raison sur la plupart des points, et ce serait montrer une ineptie impardonnable que de méconnaître la haute portée de son travail ; mais comme tous les esprits ardents qui se mettent au service d'une bonne idée, il a peut-être été quelquefois trop loin dans ses jugements contre la ligature. Ses doctrines n'ont pas été complètement adoptées par tous les chirurgiens ; il en est tels que MM. Malgaigne et Richet, qui, tout en reconnaissant les services rendus par M. Broca, font justice de quelques exagérations.

Si la comparaison entre les deux méthodes devait porter uniquement sur les effets locaux produits au point où l'on fait la compression ou la ligature, il n'y aurait aucune contestation. La ligature, à tous les dangers des opérations sanglantes, joint encore celui de l'hémorragie consécutive au niveau de la section de l'artère; la compression, au contraire, agissant sur l'artère à travers les téguments et les parties sous-jacentes, se borne à suspendre le cours du sang sans même oblitérer définitivement le vaisseau; c'est, suivant l'heureuse expression de M. Richet, la méthode sous-cutanée, moins la ponction et l'introduction d'un instrument, c'est-à-dire dans toute sa pureté.

Mais, outre ces avantages, M. Broca attribue à la compression une influence particulière sur les modifications que subit le cours du sang, bien différente de celle de la ligature et bien plus propre à amener l'oblitération définitive et sans accidents de la poche anévrysmale. Cette différence repose sur une théorie de la formation des caillots indiquée par Hodgson, formulée plus nettement par Bellingham (1), développée par M. Broca, au moyen de considérations fort ingénieuses et une recherche de preuves qui démontrent l'importance qu'il y attache. Cette théorie toute mécanique subordonne la nature des caillots au degré de mouvement de la masse du sang dans la poche anévrysmale; l'arrêt complet et brusque de la circulation fait déposer des caillots noirs, présentant peu ou pas de tendance à s'organiser : ce sont les caillots passifs. Un

---

(1) *Observations on Aneurism, and its Treatment by compression.* O'Bryen Bellingham 1847.

certain degré de mouvement dans le sang permet, au contraire, la séparation de la fibrine et la formation de caillots fermes, stratifiés : ce sont les caillots actifs.

Dans l'opinion de M. Broca, la compression, en ne faisant que ralentir au gré du chirurgien le cours du sang dans la tumeur, permet d'obtenir ces caillots fibrineux, tandis que la ligature opposant instantanément une barrière infranchissable à la circulation, ne provoque que la formation de caillots passifs. Reconnaissons cependant que M. Broca admet des conditions spéciales à certains individus qui donnent au sang des qualités plastiques particulières; mais pour lui, cette disposition à la coagulation fibrineuse inhérente à la nature du sang ne joue qu'un rôle secondaire.

Cette distinction absolue, établie par M. Broca, entre les caillots actifs et les caillots passifs, est loin d'être démontrée. M. Malgaigne, qui a soumis cette doctrine à une critique sévère, lui oppose des objections qui me paraissent sans réplique (1.)

On a vu le sang épanché dans des cavités naturelles, telles que l'utérus ou la tunique vaginale, ou dans la trame des tissus, à la suite de contusions, donner naissance à des caillots fibrineux stratifiés. MM. Renault et Boulay, après la ligature de la veine jugulaire, ont vu dans le bout supérieur le caillot noir d'abord se décolorer graduellement et subir la transformation fibrineuse avec couches concentriques. Dans ces circonstances, le sang était cependant complétement immobile, et il faut bien admettre que le caillot fibrineux n'était que le produit du caillot primitivement

____

(1) Malgaigne. *Anat. chirurg.*, 2e édit., p. 506 et suiv.

formé par la stagnation du sang et que M. Broca appelle passif.

Avec M. Malgaigne, nous sommes portés à repousser la différence essentielle que M. Broca établit entre les caillots au point de vue de la physiologie pathologique, et nous croyons que si le sang a plus de tendance à former des caillots fibrineux solides dans certains cas que dans d'autres, ce n'est pas dans des conditions mécaniques qu'il faut en chercher la raison.

Nous avons maintenant à nous poser une autre question. La différence est-elle aussi grande que M. Broca le pense entre les effets de la compression et ceux de la ligature sur la circulation dans le sac anévrysmal?

Si celle-ci établit momentanément une barrière infranchissable au cours direct du sang dans l'artère principale, qu'on songe à la facilité avec laquelle la dérivation du courant sanguin se fait par les collatérales et les vaisseaux capillaires. M. Broca est le premier à nous renseigner à cet égard d'après ses propres expériences. « Sur un chien de grande taille, dit-il, je passai une ligature sous l'artère fémorale, puis, avant de nouer le fil, je désarticulai rapidement le genou. La plaie fournit aussitôt un jet volumineux, provenant du tronc de la poplitée et s'élançant à 120 centimètres. Au bout de quelques secondes, je serrai la ligature, l'émorrhagie s'arrêta instantanément, mais au bout d'une minute, le sang commença à baver à l'ouverture de la poplitée ; au bout de trois minutes, c'était un jet véritable, au bout de cinq minutes, le jet avait 30 centimètres d'amplitude. Il offrait à peu près la moitié du volume du jet primitif. Il n'était point saccadé. (1) »

Nous ignorons les différences qui peuvent exister entre la disposition artérielle du membre inférieur de l'homme et celle du chien ; mais la richesse de la circulation collatérale du tronc fémoro-poplité nous donne a croire que les effets seraient sur l'homme les mêmes que dans les expériences de M. Broca. Tous les chirurgiens savent que le retour des battements dans un anévrysme traité par la ligature se fait quelquefois très promptement ; sur vingt-trois cas, où l'époque de ce retour est notée, M. Broca a trouvé qu'il s'était montré cinq fois dans la première journée. Il ne faudrait pas juger du rétablissement du mouvement du sang dans l'anévrysme seulement par la réapparition des pulsations ; celles-ci indiquent qu'il y rentre avec une certaine force, mais il est certain qu'avant que la circulation collatérale ait acquis cette vigueur, elle était déjà suffisante pour entretenir un mouvement plus lent. M. Broca ne nous dit-il pas lui-même dans l'expérience précitée que le jet de 30 centimètres, et de la moitié du jet primitif de la poplitée, se faisait sans saccades? Ce jet n'eut alors pas produit de pulsations, si au lieu de se faire à l'air libre, il se fut déversé dans une poche anévrysmale.

En admettant qu'un commencement de coagulation passive ait pu se produire dans les premiers moments qui suivent la ligature, les caillots présentent certainement trop peu de consistance pour ne pouvoir se dissocier sous l'influence d'un courant sanguin même

____

(1) Des anévrysmes et de leur traitement, p. 507.

faible, et alors les choses se passent comme si cette coagulation passive n'eut pas eu lieu.

D'ailleurs, la compression agit-elle autrement? Quand on comprime une artère, peut-on calculer mathématiquement le degré de la pression de manière a diminuer le courant sanguin dans une proportion déterminée, et n'arrive-t-il pas le plus souvent que l'arrêt immédiat est aussi complet que dans la ligature? C'est ce qui doit avoir lieu surtout pour la compression digitale qu'il est impossible de graduer avec une précision que peuvent encore admettre les instruments. On suspend, il est vrai, la compression à volonté de manière à permettre momentanément le retour du sang dans le sac anévrysmal, mais ce qu'on fait en rendant ainsi la circulation intermittente, le rétablissement de la circulation collatérale le fait aussi à la suite de la ligature.

Il ne faut pas oublier, d'ailleurs, que la guérison a été obtenue dans quelques cas par une compression complète et continue.

Une observation de Crampton, rapportée par M. Broca, mérite de trouver place ici :

Le malade avait un anévrysme au tiers supérieur de la cuisse et un anévrysme de la crosse de l'aorte. Peu confiant dans la compression médiate, le chirurgien fit une incision sur le pubis et fit la compression immédiate. La tumeur cessa de battre aussitôt et s'affaissa; toutefois, les pulsations revinrent promptement et furent aisément maîtrisées par un nouveau tour de vis. Le chirurgien résidant de l'hôpital se chargea d'accroître la pression quand les battements reparaissaient, de la diminuer quand les douleurs devenaient trop vives. Le cours du sang dans l'anévrysme se trouvait ainsi tantôt anéanti, tantôt seulement très gêné. Au bout de quarante heures, la douleur força à enlever l'appareil, et on le remplaça par une compresse graduée fixée au moyen d'un spica. Ce ne fut pas douloureux, mais on s'apperçut que les pulsations n'étaient pas complètement supprimées. De temps en temps on resserrait le bandage. Chaque jour les battements de l'anévrysme devenaient moins distincts. Le sixième jour, la tumeur, réduite de moitié, était entièrement solidifiée ; les pulsations n'y reparurent plus. Le quatorzième jour, on enleva définitivement le bandage.

Tout allait au mieux, lorsque, le quinzième jour, l'anévrysme de l'aorte s'ouvrit dans la trachée.

Autopsie. — L'artère fémorale n'est pas oblitérée au niveau du pubis. Elle est perméable jusqu'au voisinage du sac ; là commence une oblitération longue d'environ un demi-pouce , audelà de laquelle l'artère recouvre sa perméabilité. Quant au sac, il est plein de caillots passifs (1).

M. Broca explique la production des caillots passifs dans ce cas par cette circonstance qu'il avait fallu faire la compression trop près de la tumeur; elle équivalait, dit-il , à une ligature appliquée suivant le procédé d'Anel.

Il me semble, au contraire, que les conditions de formation des caillots actifs furent assez bien réalisées, puisque les pulsations revinrent promptement et que la compression fut intermittente.

Si la ligature donne une plus grande proportion de succès que la compression, ainsi que M. Broca le reconnaît lui-même, comment pouvoir dire que l'oblitération du sac se fait par un procédé moins parfait? car les cas où la guérison s'obtient après la rupture ou l'inflam-

(1) Broca, l. c., p. 490.

mation de l'anévrysme sont relativement rares, et dans
la grande majorité des faits on observe la solidification
et le retrait de la tumeur après la ligature comme après
la compression.

Une circonstance empêchera toujours de comparer
rigoureusement les résultats de la ligature à ceux de
compression, relativement à ce qui concerne la nature
des caillots après l'emploi de chacune de ces méthodes.
La ligature est définitive; une fois pratiquée, ses effets
doivent nécessairement se dérouler jusqu'au bout. Il
n'en est pas de même de la compression : si elle ne
réussit pas, on l'abandonne pour une autre méthode,
de sorte qu'on ne peut dire ce qu'il serait advenu si
on l'eût continuée. Il nous paraît certain que dans bon
nombre de ces cas on observerait l'impuissance de la
nature à former des caillots actifs aussi fréquemment
qu'après la ligature.

Tant de causes peuvent influer sur la nature des
caillots qu'il nous paraît bien difficile de faire la part
de chacune ; toutefois, celle à laquelle nous attachons
le plus d'importance est une plasticité du sang, propre
à chaque individu et résultant vraisemblablement des
différences de composition de ce liquide, si minimes
qu'elles soient. On sait que les proportions de fibrine
du sang varient un peu, tout en restant dans les limites
physiologiques, et, pour nous en tenir aux analyses de
M. Denis, elles oscilleraient entre 2,025 à 2,272. Est-il
déraisonnable de voir dans ces différences l'explication
des divers degrés de plasticité du sang? Les études
modernes ont mis en lumière un fait très remarquable
et inattendu, c'est que l'anémie augmente les proportions de la fibrine et par conséquent la coagulabilité du

sang. MM. Andral, J. Béclard, Becquerel et Rodier ont vu la fibrine augmenter après une première et une seconde saignée. M. Andral a observé les mêmes effets chez des chiens soumis à une diète incomplète. La physiologie moderne donnerait ainsi raison dans certaines limites à la méthode de Valsalva.

Si donc l'influence de la ligature et de la compression sur le sac et sur la circulation artérielle n'est pas sensiblement différente, la ligature ne peut être spécialement passible que de ses effets au lieu de l'opération ; mais il est vrai de dire que les accidents locaux qui peuvent en être la conséquence sont assez redoutables pour qu'on n'y ait recours que lorsque l'intérêt du malade la réclame impérieusement. Quoique la compression indirecte ne soit pas non plus complètement exempte de ces accidents locaux et qu'on l'ait vue déterminer des escharres devenues mortelles, l'érysipèle et même l'artérite et peut-être la phlébite (1), il faut convenir que ces cas malheureux sont de très rares exceptions, qui peuvent devenir plus rares encore par une surveillance attentive et l'emploi d'appareils perfectionnés.

Mais il est un fait sur lequel l'attention des chirurgiens se porte actuellement, c'est l'augmentation rapide, dans quelques cas, de l'anévrysme, à la suite et par le fait de la compression, augmentation qui peut compromettre le succès de la ligature ultérieure, quand on est forcé de la pratiquer, et nécessiter une opération beaucoup plus grave, l'amputation.

Sur soixante-seize cas que présente le tableau dressé par M. Richet (2), nous trouvons cette aggravation notée

(1) *Nouveau Dictionnaire de Médecine et de Chirurgie pratiques*, t. II, p. 406.
(2) L. c., t. II, p. 411.

cinq fois. Si nous ajoutons un cas fourni par le journal anglais *The Lancet*, sur quatre, où la compression avait été tentée (*voy*. plus bas), nous aurons un total de six cas sur quatre-vingts où la compression a aggravé l'état des malades. Dans trois cas, la ligature fut pratiquée avec succès, mais dans un cas elle fut suivie de mort, et dans un autre il fallut pratiquer l'amputation, à la suite de laquelle le malade succomba. Notons encore que, dans un des cas où la ligature réussit, la guérison a été tardive. Dans l'observation de William Colles la flexion du membre réussit. Il y a là un point de pratique très important sur lequel l'avenir nous éclairera complètement; mais déjà les faits sont assez nombreux pour pouvoir, dans certains cas, influer sur la décision du chirurgien. On voit qu'il faut apporter des restrictions à cette assertion de M. Broca, que lorsque la compression ne guérit pas, elle prépare le succès de la ligature en développant la circulation collatérale. Dans les cas où l'anévrysme reste stationnaire pendant l'emploi de la compression, cette influence favorable est réelle ; mais quand la poche a continué à se développer malgré ou par l'effet de la compression, quand surtout ce développement a été considérable et rapide, comme on le constate dans quelques observations, je ne puis voir là qu'une circonstance des plus propres à nuire au résultat de la ligature. « Dans les anévrysmes comme partout ailleurs, dit M. Malgaigne, plus la masse du sang est considérable, plus la coagulation est difficile. »

Depuis que l'ouvrage de M. Broca a si puissamment fait valoir les droits de la compression indirecte, une autre méthode plus inoffensive encore est venue

2

prendre place à côté d'elle, et quoiqu'elle n'ait pas été appliquée jusque-là sur une grande échelle, ses succès sont cependant assez remarquables pour engager à l'étudier sérieusement; c'est le traitement des anévrysmes par la flexion du membre.

La première tentative de ce genre appartient à Thierry qui, dès 1852, guérit un anévrysme traumatique du pli du coude par la flexion. En 1857, Maunoir, de Genève, traita aussi, et avec succès, un anévrysme poplité du volume du poing, par la flexion forcée de la jambe continuée nuit et jour, pendant vingt jours. La guérison fut complète et constatée un an plus tard. Mais on ne voyait là que des faits exceptionnels dont on se rendait difficilement compte. Le rédacteur de la *Gazette hebdomadaire*, en cherchant à apprécier le fait de dé Maunoir, avoue qu'il serait tenté, si l'observation venait d'un homme moins habile, de croire à l'existence de quelque tumeur formée par un engorgement froid du tissu cellulaire profond soulevée par les battements de l'artère et disparue peu à peu par résolution (1).

Cette méthode commença à éveiller sérieusement l'attention en Angleterre, à l'occasion d'une lecture faite à la Société royale de Médecine et de Chirurgie de Londres, par M. Hart, en 1859 (2).

Il y a aujourd'hui à ma connaissance seize observations d'anévrysmes traités par la flexion seule. Quinze sont des anévrysmes poplités, le seizième est l'anévrysme traumatique du pli du coude traité par Thierry; dans trois autres cas, la compression a été combinée à

---

(1) *Gazette hebdomadaire de Méd. et de Chirurg.* 1859, p. 79.
(2) *The Lancet*, 1862, t. i, p. 147.

la flexion ; de ces trois derniers, deux sont encore des anévrysmes poplités, le troisième est un anévrysme de l'artère radiale.

La série des seize cas où la flexion a été appliquée seule compte douze succès et quatre insuccès ; dans un cas d'insuccès de Moore, l'anévrysme communiquait avec l'articulation du genou ; dans un deuxième cas, appartenant au même chirurgien, l'anévrysme occupait la partie supérieure du mollet, et dans la flexion, la tumeur, en comprimant le nerf tibial postérieur, détermina à la plante du pied une douleur intolérable.

Le succès fut complet dans les trois cas où la compression fut unie à la flexion.

Plusieurs de ces faits sont remarquables et méritent d'être rapportés succinctement. Dans la seconde observation de M. Hart, il ne fut même pas nécessaire de tenir le malade au lit. Il put marcher avec des béquilles pendant toute la durée du traitement, qui dura moins de quinze jours. Au sixième jour, tout frémissement et toute pulsation avaient disparu.

L'observation la plus remarquable est celle de James Spence. Elle a trait à un anévrysme récidivé après la ligature, et traité ensuite inutilement par la compression. Le traitement, commencé le 20 mai 1859, était complet le 23 juin ; le malade pouvait marcher sans raideur, il n'existait plus de traces de pulsations dans la tumeur qui était solide et considérablement diminuée.

Dans un cas qui appartient à William Colles et déjà cité plus haut, la compression avait augmenté considérablement la tumeur ; celle-ci fut guérie par la flexion de la jambe.

Currie observa à l'Hôpital général de Hong-Kong un anévrysme poplité du volume d'une orange, qui fut d'abord traité par la compression. Les détails de l'observation prouvent que celle-ci fut parfaitement méthodique ; on y revint à quatre fois et ces tentatives eurent pour résultat une émaciation considérable de la cuisse et l'œdème de la jambe. Lorsqu'on suspendait la compression, les battements reparaissaient aussi forts qu'auparavant. La flexion fut établie le 27 mars et continuée jusqu'au 20 juin. Les pulsations étaient affaiblies, mais toujours sensibles, et on crut un instant devoir abandonner la flexion pour recourir à la ligature. On chercha à étendre le membre autant que possible ; le 21 juin, on fut surpris de voir les pulsations et le souffle absolument nuls. La guérison fut complète.

Dans un cas de Johnson, un anévrysme poplité d'un volume modéré avait été inutilement soumis à un traitement de trois mois par la compression. Le chirurgien était sur le point de faire la ligature ; la flexion amena la guérison en six jours.

Le chirurgien, en présence d'un anévrysme, se trouve donc placé entre trois méthodes de traitement : la ligature qui donne plus de guérisons, mais en exposant le malade à plus de dangers ; la compression indirecte qui échoue un peu plus souvent que la ligature, mais entraîne moins d'accidents, à la condition d'être bien faite et bien surveillée ; la flexion dont les résultats ne s'auraient encore être définitivement affirmés, mais qui paraît se recommander par une innocuité plus grande que celle des deux autres méthodes.

Mais dans un pareil choix on ne doit pas se guider uniquement sur des données statistiques. Si les chiffres suffisent à l'appréciation générale d'une méthode, il n'en est plus de même pour les faits particuliers. Le chirurgien doit s'inspirer de toutes les circonstances dans lesquelles ils se présentent et ne pas se contenter de ce niveau commode de la statistique qui suppose tous les cas semblables. A cet égard, nous ne pouvons mieux faire que de citer l'opinion de M. Richet. « C'est à propos de chaque variété d'anévrysme en particulier que se posera la question de la valeur comparative de telle ou telle méthode, et seulement pour ce groupe d'anévrysmes. La solution aura alors une véritable valeur, parce qu'elle sera basée sur des faits analogues et par conséquent comparables. C'est là seulement que pourra être utilement discutée cette importante question qui domine toute la pathologie des anévrysmes. Etant donné un anévrysme, dans telle région, à quelle méthode l'expérience a-t-elle appris qu'il faille s'adresser de préférence ? (1) »

Nous ajouterons que lors même qu'on aura déterminé le traitement le plus rationnel des anévrysmes par région, il y aura encore des cas où le chirurgien sera autorisé à s'éloigner de la règle générale.

Cherchons maintenant, d'après les données que nous venons d'établir, à apprécier la conduite que le chirurgien devait tenir dans le cas particulier dont nous avons rapporté l'observation. On se rappelle qu'il s'agissait d'un anévrysme à marche rapide ayant atteint en trois semaines un développement assez considérable pour remplir complètement le creux poplité et distendant les téguments de manière à les menacer

____

(1) L. c., p. 376.

d'inflammation dans un avenir prochain. A quelle variété d'anévrysme avions-nous affaire? Les circonstances dans lesquelles la maladie s'est développée démontrent clairement que l'artère poplitée altérée par le voisinage d'une fracture restée sans soins s'est rompue dans un mouvement où ses parois n'ont pas pu subir une élongation suffisante ; ou bien les deux tuniques internes seules ont été déchirées, et la tunique externe se laissant distendre, a constitué immédiatement un sac anévrysmal, ou bien toutes les tuniques ont été rompues, et la déchirure peu considérable a laissé au sang une issue assez lente pour faire éprouver au tissu cellulaire un refoulement graduel et constituer d'emblée un sac factice. Peut-être la condensation du tissu cellulaire, par l'inflammation chronique dont la région présentait des traces incontestables, a-t-elle facilité ce travail.

Il ne serait pas absolument impossible non plus, quoique la chose nous paraisse peu probable, qu'il se fût fait une infiltration sanguine peu abondante (anévrysme faux primitif des auteurs), qui se serait circonscrite consécutivement pour former un anévrysme faux consécutif. Mais quelqu'ait été l'évolution de la maladie dans ses premiers moments, que le sac fût constitué par la tunique celluleuse de l'artère ou par le tissu cellulaire périphérique, ceci était peu important pour le traitement ; ce qui l'était plus, c'était d'apprécier la nature du contenu de la poche. La tumeur n'étant nullement réductible, il était évident qu'elle contenait des caillots assez volumineux ; cependant l'intensité des pulsations indiquait que la cavité était encore considérable et que le sang y arrivait avec force.

La compression indirecte se présentait naturellement à l'esprit ; nous la rejetâmes pour les raisons suivantes. Nous ne mettons pas en ligne de compte le défaut d'appareil : ceci est imputable au chirurgien et nullement à la maladie. Mais on ne peut récuser comme raison valable l'impossibilité de nous garantir des accidents d'une compression qui ne pouvait être surveillée assez exactement ; j'avais présent à la mémoire un cas qui sera relaté plus loin, où la compression faite sous nos yeux à l'Hospice-Général, avec l'appareil de Broca, avait produit la gangrène partielle des orteils sans oblitérer l'anévrysme. Ce motif, toutefois, n'était encore que secondaire ; des accidents aussi graves à la suite de la compression sont heureusement fort rares. Notre véritable raison déterminante fut l'accroissement rapide de la tumeur et la crainte de voir la compression lui donner une nouvelle impulsion comme dans les cas signalés plus haut ; nous nous exposions ainsi à compromettre les résultats d'une ligature ultérieure ou même à la rendre rapidement impraticable. L'irréductibilité de la tumeur était loin de nous rassurer à cet égard.

Pouvions-nous tenter la flexion du membre ? C'était exposer le malade à plus de risques encore que par la compression. Sans vouloir déterminer les limites dans lesquelles la flexion est applicable, il est permis de croire, d'après les faits publiés jusqu'alors, qu'elle ne convient qu'aux anévrysmes d'un volume médiocre ; le cas de Moore, dans lequel ce chirurgien attribue à la flexion la rupture de la poche dans l'articulation, doit mettre en garde contre les dangers de cette méthode. On comprend facilement que la flexion forcée de la jambe puisse amener par pression l'inflammation ou même la rupture d'un anévrysme volumineux.

Outre les conditions propres à l'anévrysme lui-même, certaines complications portant sur des organes plus ou moins éloignés et en rapport plus ou moins direct avec lui, peuvent fournir au traitement des indications importantes. Les affections du cœur sont de ce nombre ; il y a là un chapitre de l'histoire des anévrysmes qui n'a même pas été indiqué et pour lequel, il faut bien le dire, les éléments manquent presque complètement. Toutes les maladies du cœur n'ont d'ailleurs vraisemblablement pas sur les anévrysmes la même influence ; celle-ci doit être subordonnée aux troubles de la circulation artérielle, et à ce titre l'insuffisance aortique nous paraît mériter une étude particulière. Il faut aussi tenir compte du siége de l'anévrysme : plus celui-ci se rapprochera de l'organe central de la circulation, plus l'influence de la maladie du cœur sera marquée.

Je rapporterai plus loin une observation d'anévrysme poplité compliqué d'insuffisance aortique; mais qu'on me permette de signaler d'abord les quelques faits analogues que j'ai rencontrés dans les auteurs.

Un malade sur lequel Parker, de New-Kork, lia la fémorale pour un anévrysme poplité, était atteint d'hypertrophie du cœur. Il y eut plusieurs hémorrhagies consécutives qui furent arrêtées, mais il se forma un anévrysme au niveau de la ligature. La compression indirecte faite pendant dix jours le guérit (1).

Sur un malade atteint d'anévrysme poplité, M. Broca

(1) Broca, l. c., p. 41.

fit la compression pendant huit jours d'une manière intermittente ; elle avait duré en tout soixante heures , au bout desquelles l'anévrysme avait cessé d'être réductible. Il survint un érysipèle de la tête qui enleva le malade. Il y avait une insuffisance aortique par altération sénile des parois artérielles. On trouva une phlébite oblitérante de la veine poplitée , un abcès du muscle soléaire et dans le sac des caillots stratifiés qui l'oblitéraient presque entièrement (1).

Le malade que nous avons eu l'occasion d'observer était un cordonnier d'une trentaine d'années atteint d'anévrysme poplité et d'insuffisance aortique. L'impulsion du cœur était forte et se faisait sentir sur une large surface, le deuxième bruit cardiaque était remplacé par un souffle prolongé sous le sternum , les artères carotides présentaient des pulsations très visibles, le pouls était vibrant. Le malade avait un aspect profondément anémique. L'anévrysme poplité remplissait complètemen le creux du jarret; le mouvement d'expansion et le frémissement y étaient très marqués ; l'auscultation de la tumeur y faisait percevoir un double bruit de soufflet.

On essaya la compression avec l'appareil de Broca ; elle fut surveillée avec beaucoup de soin, et on eut la précaution de faire agir alternativement les deux pelottes. Le malade ne put la supporter au-delà de quatre à cinq jours ; elle produisit une escharre sur la cuisse et la gangrène des orteils ; ceux-ci se détachèrent spontanément et la guérison suivit rapidement leur chute. La compression n'amena aucune modification appréciable dans l'anévrysme. Le malade resta à l'hôpital, gardant constamment le lit et maintenant instinctivement toujours la jambe fléchie à angle aigu, couchée sur le côté externe.

(1) *Gaz. hebd. de Médec. et de Chirurg.*, 1851 , p. 374.

Sous l'influence de cette position, les artères collatérales se développèrent largement, surtout au côté interne du genou où l'on sentait battre une artère du volume d'une radiale ordinaire; les pulsations diminuèrent dans la tumeur de manière à ne pouvoir plus être perçues que difficilement, le frémissement et le souffle disparurent complètement; la tumeur, sans être solidifiée, n'était pas fluctuante. Dans cet état, le malade fut atteint d'un épanchement pleurétique auquel il succomba.

La poche anévrysmale était remplie d'une masse rouge brique en bouillie épaisse; elle ne contenait pas de caillots fibrineux non plus que de sang liquide.

Les parois de l'aorte à son origine avaient une épaisseur de 4 millimètres et étaient fortement adhérentes à la face antérieure de l'oreillette droite. Les valvules sygmoïdes de l'aorte étaient épaissies et insuffisantes.

Il est certainement impossible de tirer des conclusions d'un si petit nombre de faits. L'hypertrophie du malade de Parker était-elle simple ou liée à la lésion d'un orifice du cœur? Quelle influence a-t elle pu avoir sur les accidents qui ont suivi la ligature, les hémorragies consécutives et le développement d'un nouvel anévrysme au point où l'opération avait été pratiquée? Il est impossible de répondre à cette question.

Dans le cas de M. Broca, nous voyons la compression déterminer la formation de caillots fibrineux qui obliteraient presque entièrement le sac et les accidents qui emportèrent le malade sont complètement étrangers à l'affection cardiaque. Ce fait semblerait donc indiquer que les anévrysmes compliqués d'insuffisance aortique, sont susceptibles de guérison par la compression comme si la complication n'existait pas. Mais il faudrait savoir à quel degré existait la maladie du

cœur. Il est dit simplement dans le compte-rendu de la
Société de Chirurgie que l'insuffisance avait été diagnos-
tiquée par M. Marey, d'après le tracé sphygmogra-
phique du pouls radial, ce qui nous paraît indiquer
suffisamment qu'elle était peu prononcée, car le
diagnostic de cette maladie n'exige pas habituelle-
ment l'emploi du sphymographe.

Est-ce l'insuffisance aortique qu'il faut rendre res-
ponsable de la gangrène des orteils dans le fait que j'ai
rapporté? Evidemment, non. Cet accident est arrivé
dans un cas rapporté par M. Verneuil (1), sans qu'il y
eût d'insuffisance. Est-ce à la complication qu'il
faut attribuer le défaut de formation de caillots
fibrineux? Je l'ignore. Je me contenterai seulement,
à propos de ce fait, de faire remarquer l'heureuse
influence de la flexion dans laquelle le malade avait
placé le membre instinctivement. Quoiqu'on ne
puisse pas le ranger dans la liste des succès obtenus
par la flexion, il est au moins favorable à cette méthode. Pouvait-on faire mieux? Etait-il permis, après
l'insuccès de la compression déjà si compromettant
pour le malade, d'avoir recours à la ligature? Je n'hé-
site pas à déclarer qu'une telle opération me paraîtrait
un acte d'inhumanité, et j'applique à ce cas le blâme
que M. Broca inflige à Crampton, lorsque ce chirurgien
faisait une incision pour mettre l'artère fémorale à nu
et la comprimer, sur un malade atteint d'anévrysme de
la crosse de l'aorte.

Le but de ce travail n'a pas été d'étudier le traitement des anévrysmes en général, mais simplement

(1) *Gazette des Hôpitaux*, 1859, p. 95.

certaines conditions dans lesquelles le chirurgien peut
être conduit à s'écarter des règles ordinaires. Les méthodes qui tendent à faire disparaître de plus en plus
la ligature n'ont pas encore produit tous leurs fruits,
et il ne faut pas trop chercher à devancer l'enseignement des faits. Je désire voir complètement justifiée la
proscription absolue dont M. Broca a frappé la ligature
d'emblée, mais elle me semble un peu prématurée.
Que les chirurgiens écoutent le sage conseil de M. Richet, d'étudier avec soin les anévrysmes par région ;
ils trouveront dans cette étude les bases d'une théra-
peutique positive. En rapportant les deux faits qui font
la base de ce travail, j'ai l'espoir qu'ils pourront
compter parmi les éléments de l'histoire des anévrysmes poplités, les plus fréquents de tous ceux qui
sont accessibles aux traitements chirurgicaux, et par
conséquent ceux qui méritent le plus d'être l'objet
d'une étude spéciale.

ROUEN. — IMP. DE H. BOISSEL.

www.ingramcontent.com/pod-product-compliance
Ingram Content Group UK Ltd.
Pitfield, Milton Keynes, MK11 3LW, UK
UKHW021029120726
13693UKWH00005B/2269